TICE SUR L'ÉPIDÉMIE DE FIÈVRES RÉMITTENTES PERNICIEUSE
QUI A RÉGNÉ A SALSES.

DE L'ÉTHER,

COMME NOUVEL AGENT THÉRAPEUTIQUE.

—◄·►—

NOTICE

SUR

L'ÉPIDÉMIE DE FIÈVRES RÉMITTENTES PERNICIEUSES

QUI A RÉGNÉ A SALSES (PYRÉNÉES-ORIENTALES)

Pendant le mois de Décembre 1847,

Par le Docteur PAUL MASSOT,

membre du jury médical du département.

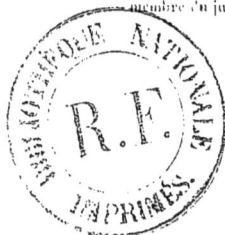

PERPIGNAN.

IMPRIMERIE DE J.-B. ALZINE,

Rue des Trois-Journées, 1.

—

1848.

DE L'ÉTHER,

COMME NOUVEL AGENT THÉRAPEUTIQUE.

NOTICE

sur l'épidémie de fièvres rémittentes pernicieuses qui a régné à Salses
pendant le mois de décembre 1847.

Il y a déjà plus d'un an, une grande et belle découverte nous venait d'Amérique. Les docteurs Norton et Jackson annonçaient que l'inhalation de l'éther détruisait la sensibilité, que désormais l'on pouvait supprimer la douleur pendant les opérations chirurgicales.

Cette découverte fut d'abord accueillie avec un sentiment d'admiration et de reconnaissance ; mais bientôt après, l'incrédulité vint se mêler à cette première impression.

Quelques-uns de nos plus habiles opérateurs, hommes de cœur et de progrès, hardis et prudents à la fois, se livrèrent à des essais nombreux, et des

faits heureux et bien observés forcèrent les plus
incrédules à reconnaître la réalité des effets de
l'éther; la chirurgie venait de faire une des plus
belles conquêtes des temps modernes.

De toutes parts l'impulsion fut acceptée ; les
exemples venus de haut furent suivis. Éloigné de
Paris, je me hâtai de faire exécuter un appareil; le
hasard a voulu qu'il fût absolument semblable à
celui de M. Charrière, moins la perfection. Il me
permit de satisfaire promptement le vif désir que
j'éprouvais d'essayer moi-même cet agent merveilleux, et d'augmenter le nombre des faits qui, en se
groupant, venaient apporter une certitude de plus
à ce nouveau bienfait. J'admis sans réserve ce moyen
si rare de soulager les douleurs humaines ; j'obser-
vais en silence que, dans certains cas, chez les individus lymphatiques, l'inflammation adhésive était
lente à se développer, quelquefois même difficile
à obtenir. J'attendais les observations des maîtres
de la science, mais j'eus dès lors la pensée que l'on
pourrait, par une nouvelle application, utiliser
l'action positive de l'éther, et donner à la médecine
pratique un agent thérapeutique de la plus haute
importance.

Placé peu de temps après en face d'une épidémie
grave, menaçante, qui, pour être vaincue, devait
être attaquée rapidement, directement et sans re-
lâche, je fus amené, sous l'empire de terribles dif-
ficultés, à réaliser, dans une certaine mesure, l'application que je n'avais fait qu'entrevoir. Encouragé
par des succès inespérés, j'étendis mes essais, et ce
sont aujourd'hui ces essais que j'ai l'honneur de

soumettre à l'Académie, espérant que mes observations pourront donner, aux intelligences d'élite qui
la composent, une utile impulsion dans une voie
que je crois féconde. J'ai cru lui devoir aussi le
récit rapide d'une épidémie qui m'a amené au résultat où je suis arrivé, et dont l'étude même isolée
pourrait être de quelque utilité pour les praticiens.

Salses est un petit village du département des
Pyrénées-Orientales, éloigné de Perpignan d'environ
15 kilomètres; adossé à l'Ouest à des montagnes arides,
il est situé sur les bords d'un étang qu'alimentent
des sources salines très abondantes, et dans lequel
les vents d'Est et de Sud jettent souvent la Médi-
terranée, qui n'en est séparée que par un banc de
sable.

S'il est vrai que les effluves miasmatiques qui
s'élèvent des endroits marécageux, soient les causes
les plus probables des fièvres intermittentes et rémittentes, on comprend aisément d'après sa position
que la commune de Salses soit exposée d'une manière constante à des fièvres d'accès qui en déciment
la population.

Cependant ces fièvres, malgré la sécheresse qui a
régné pendant toute l'année 1847, avaient été assez
rares, lorsque la grippe qui désolait une partie de
l'Europe et presque toute la France, se déclara à
Salses le 28 novembre 1847. Elle se produisit d'a-
bord d'une manière bénigne, et ne fut, comme
partout, qu'une indisposition sans gravité; mais, du
14 au 29 décembre, des symptômes effrayants se
développèrent brusquement; et sur 1200 habitants,
plus de 300 personnes furent atteintes de fièvres
rémittentes pernicieuses, dont les formes variées,

la gravité, les symptômes insolites et souvent fou-
droyants épouvantèrent toute la population. [1]

Ordinairement, le paroxysme d'une fièvre pernicieuse se prépare, s'annonce par des signes qui ré-
vèlent le trouble qui doit survenir; à Salses, l'épidémie éclata inopinément.

Le principe vital était rapidement affaibli par une
vraie et profonde résolution des forces de tous les
organes; la nature luttait vainement. Un refroidis-
sement général, intense, que rendaient plus sensible
encore quelques légères bouffées de chaleur, les ongles
pâles et bleuâtres, la face flétrie, plombée, livide,
des pétéchies sur la surface du corps, le coma, le
délire, tels étaient les premiers symptômes d'une
affection qui, chez les enfants, provoquait des cris
aigus. La respiration était tantôt difficile et lente,
tantôt stertoreuse et précipitée; une toux incessante
amenait des douleurs pleurétiques, des crachats
rouillés, des crachats sanguinolents, des vomissements de sang; les yeux étaient caves, ternes,
presque toujours fermés ; des douleurs obtuses
s'emparaient des membres que contractaient bientôt
après des crampes violentes; la rétention, l'incon-
tinence, la rareté, la suppression même des urines
venaient attester que les reins et la vessie partici-
paient au trouble général. Le pouls petit, faible,

---

[1] J'éprouve le besoin de signaler le dévoûment de M. le curé Boucabeille,
et de M. Lanes, officier de santé, à Salses.

Le premier n'a cessé de prodiguer aux malades des soins assidus et de
pieuses consolations, et le second, par un zèle au-dessus de tout éloge et une
activité éclairée, a puissamment contribué à conjurer le fléau. Je suis heureux d'être ici l'interprète de la reconnaissance publique.

filiforme, intermittent, lent, très rarement accéléré, et quelquefois nul, offrait presque constamment un caractère que je n'avais jamais observé; l'artère paraissait large et développée, et à peine un léger frémissement venait émouvoir le tact; on aurait dit que l'artère était vide. Souvent les malades étaient comme foudroyés par l'invasion du mal; ils étaient pris de vomissements et de déjections alvines blanches, parfaitement semblables aux déjections cholériques; la déglutition devenait impossible, la perte des sens complète. Tantôt un état d'indifférence, de stupeur plongeait le malade dans une espèce de léthargie; tantôt des accidents hémiplégiques, tétaniques, des convulsions terribles précédaient de quelques secondes seulement, l'affreuse réunion sur le même individu de presque tous les symptômes que je viens d'énumérer. Disons cependant que rarement les enfants ont éprouvé des convulsions, et que ce sont les malades, atteints d'accidents cholériques, qui ont seuls offert l'ensemble de tous les symptômes.

Les fièvres pernicieuses avec des symptômes pleurétiques et pneumoniques ont présenté des phénomènes curieux : tous les individus qui accusaient des douleurs à la poitrine ne crachaient point de sang, tous ceux, au contraire, qui crachaient du sang ne ressentaient pas de douleurs; si peu d'entre eux étaient pris de convulsions, presque tous se plaignaient de crampes atroces.

Pendant toute l'épidémie, le moment de la rémission a été fort intéressant. Bien que le pouls ait gardé constamment les mêmes caractères, les accidents se calmaient peu à peu; la face s'animait; les yeux des ma-

lades, qui avaient présenté des symptômes thorachi-
ques, devenaient brillants; avec la chaleur revenue,
une moiteur légère se produisait; la face se colorait
d'un rouge foncé, cuivré; les pétechies disparaissaient,
du moins en partie; la toux diminuait; les vomissements cessaient peu à peu; les convulsions ne s'ar-
rêtant qu'après quelques oscillations, quelques
retours, laissaient la tête lourde, l'intelligence
obscurcie; la réaction s'opérait lentement, incom-
plètement, mais la déglutition était devenue possible, et la guérison pouvait être espérée.

Ce fut seulement vers le 12 décembre que la maladie, abandonnant l'estomac et les intestins, se
porta au cerveau. Les effets en furent affreux : les
malades, saisis par des convulsions, tombaient
comme frappés de la foudre, dans les maisons, dans
les rues, dans les champs; j'ai vu quelques-unes de
ces convulsions durer plus de quinze heures.

D'après cet exposé de symptômes, il est bien certain
que l'épidémie qui a désolé Salses a offert des fièvres
pernicieuses rémittentes, algides, pétéchiales, ca-
tarrhales, pleurétiques, pneumoniques, cholériques,
néphrétiques, cystiques, tétaniques, convulsives,
syncopales, épileptiques. Jamais médecin n'a eu,
comme moi, le triste avantage d'observer à la fois un
si grand nombre de variétés de fièvres pernicieuses
que les auteurs ont décrites isolément, et qui n'ont
pu être saisies qu'après de longs intervalles et dans
des contrées différentes. Voici le tableau des trois
grandes divisions qu'a présenté l'épidémie, des variétés qui ont été communes à chacune d'elles, ainsi
que du nombre des individus atteints.

DIVISIONS.	VARIÉTÉS COMMUNES aux trois divisions.	VARIÉTÉS SPÉCIALES.	Nombre des malades atteints dans chaque division, et dans ses variétés.
1e Thorachiques.	Algides pétéchiales.,	Catarrhales. Pleurétiques. Pneumoniques.	130
2e Abdominales..	Algides pétéchiales. .	Cholériques. Cystiques. Néphrétiques.	10 15 6
3e Cérébrales.....	Algides pétéchiales. .	Tétaniques. Convulsives. Syncopales. Épileptiques.	135
			296

Je dois faire remarquer que les vents d'Est et de Sud soufflaient au moment de la grippe, et que leur degré de calme ou de violence a parfaitement coïncidé avec l'invasion de l'épidémie, le changement ou l'aggravation des symptômes ; je dois constater aussi que les vieillards ont été le plus épargnés, mais que les enfants et les femmes, surtout, ont été attaqués dans la proportion énorme des quatre cinquièmes du nombre des malades.

Pour lutter contre un si rapide et terrible fléau, il fallait des moyens énergiques et prompts; les résultats du traitement que j'adoptai, vinrent confirmer de la manière la plus heureuse la justesse de mon diagnostic; car, la population de Salses, si gravement frappée, n'a eu à déplorer que trois décès.

La femme Sauvy, après avoir bu à l'insu de l'officier de santé, du vin très fortement alcoolisé, fut, je crois, victime de son imprudence.

La femme Ferrand se refusa avec obstination au traitement prescrit ; enfin la femme Bertomieu, enceinte de six mois, fut atteinte dans la rue par des convulsions que je parvins un instant à suspendre, mais qui furent bientôt rappelées par des contractions utérines et ne cessèrent qu'avec sa vie.

Ces trois femmes, comme on le voit, furent soustraites fatalement à l'action régulière du traitement qu'il me reste à exposer, et que je ne crois pas inutile de faire précéder de quelques considérations pratiques.

Si, dans certaines contrées, dans certaines épidémies, les auteurs peuvent avoir raison de prétendre que, pour combattre les fièvres pernicieuses, l'administration du quinquina doit être précédée de moyens thérapeutiques d'une nature opposée, suivant les symptômes apparents, inflammatoires ou non, à Salses, l'administration immédiate du quinquina, blâmée par quelques-uns, regardée comme prématurée par d'autres, et trop souvent inutile quand l'erreur a été reconnue, procure seule des succès qui ne sont dûs qu'à l'à-propos d'une médication prompte, active et suivie. A Salses, rarement, presque jamais, quelle que soit l'obscurité de la rémission, quels que soient les symptômes dominants, l'hésitation n'est possible ; le quinquina est pour le médecin le seul, l'unique moyen de salut contre des accès de fièvre dont il est dit : le premier tue quelquefois, le deuxième souvent, le troisième toujours.

C'est à Salses que le praticien doit toujours avoir présentes à sa pensée les paroles du professeur Baumes, parlant de l'épidémie de 1780 :

« Je donnais le quinquina à pleines mains; on aurait
«dit que j'en abusais, si le cas eût été moins pres-
«sant, si la fièvre eût été moins grave, si les succès
«eussent été moins multipliés et moins complets »

Ces considérations préliminaires indiquent assez
que le quinquina devait être et a été le principal
agent thérapeutique que j'ai employé pour triom-
pher de l'épidémie, et qu'il a été immédiatement
administré avec une prodigalité nécessaire. J'ai ordonné, dans les 24 heures, jusqu'à cent et cent
cinquante grammes de quinquina en décoction; j'en
ai, pour ainsi dire, saturé les malades, sans avoir
jamais eu à réformer cette médication; et si l'on
s'étonne de la préférence que j'ai constamment ac-
cordée à la décoction de quinquina sur le sulfate de
quinine, je dirai que l'expérience m'a prouvé depuis long-temps que si le sulfate de quinine jouit
d'une action spécifique contre les fièvres intermittentes franches, il est loin d'agir avec la même efficacité contre les fièvres rémittentes.

Je me féliciterai toujours d'avoir résisté aux indi-
cations qui paraissaient quelquefois nécessiter impé-
rieusement l'emploi de saignées générales ou locales.
Partout ailleurs qu'à Salses, je n'aurais pas hésité un
instant.

Il est, je crois, parfaitement inutile de recher-
cher les causes des fièvres intermittentes et rémittentes, de vouloir expliquer l'ordre particulier
suivant lequel s'enchaînent et se reproduisent pério-
diquement ces maladies. Il est bon de savoir que ces
fièvres naissent dans les mêmes circonstances, que
les mêmes causes peuvent les produire et qu'elles
offrent entre elles des traits de similitude parfaits.

Il est surtout essentiel d'être bien averti que ces fièvres devenues pernicieuses, ou se développant de prime abord comme telles, participent toujours du caractère des maladies intercurrentes; qu'elles peuvent cependant se distinguer par un symptôme permanent, qui menace incessamment la vie des malades, mais qu'on n'est pas toujours assez heureux pour reconnaître.

Du reste, quelles que soient les formes qu'emprunte la maladie, le médecin qui a étudié le pays où il exerce, qui a observé par lui-même, ou qui s'est éclairé aux traditions de ses devanciers, ne se laissera pas tromper par ses métamorphoses. Dans le cours d'une pratique de dix-sept ans à Salses, M. Lanes, dont le concours intelligent m'a été si précieux pour réunir les nombreux matériaux de mes observations, a eu bien certainement un grand nombre de péripneumonies à combattre : six foix il a cru nécessaire d'employer la saignée, et trois décès lui ont appris combien il devait être avare d'un pareil moyen. Quant à moi, une pratique de plus de vingt années dans cette localité tout exceptionnelle, m'a fait proscrire la saignée, et j'ai le moins possible eu recours à l'application des sangsues. En général, une perte de sang, même modérée, y éternise les convalescences, atténue souvent l'action du quinquina et parvient quelquefois à en détruire la puissance.

Le quinquina était donc d'une absolue nécessité; mais comment l'administrer, puisque la déglutition était impossible? Un commencement de réaction aurait peut-être pu le permettre; c'est vainement que pour l'obtenir ; j'avais fait employer des frictions avec l'alcool très fortement camphré, que j'avais fait promener des sinapismes sur toute la surface du corps. Le temps pressait cependant; que faire? Les accès pouvaient devenir sub-intrans, il fallait agir. C'est alors que je me rappelai l'éther et que mes prévisions sur l'efficacité thérapeutique de ce nouvel agent me revinrent à l'esprit. En face d'une difficulté que je ne pouvais surmonter, qui menaçait de mort une partie de la population, je résolus de tenter un essai bien incertain, sans doute, mais le seul qui m'offrît encore une dernière espérance.

Le manque d'instruments, l'impossibilité de faire respirer des vapeurs éthérées à un grand nombre de malades à la fois, et peut-être le souvenir vague des expériences du docteur Pirogow, qui avait imaginé d'introduire des vapeurs éthérées dans le rectum, me suggéra l'idée d'employer l'éther en lavement, et je la mis aussitôt à exécution.

Quel ne fut pas mon étonnement, lorsqu'après quelques minutes je vis la chaleur revenir, les convulsions et tous les accidents diminuer, s'arrêter même? Si les symptômes alarmants reparaissaient, un deuxième lavement les faisait disparaître de nouveau. La réaction s'opérait comme par enchantement, la déglutition devenait possible, et l'administration du quinquina, libre enfin, pouvait combattre avec succès l'épidémie.

Les lavements étaient composés de cent grammes d'eau à peine tiède, et de cinq à trente grammes d'éther sulfurique. Dans un cas très important, l'éther a été donné pur. Je ne doute pas qu'on ne doive l'employer à des doses beaucoup plus fortes.

Lors des épidémies précédentes, pendant la rémission, souvent même après la disparition de tout danger,

le cerveau ou les organes qui avaient souffert des atteintes du mal, conservaient long-temps encore les
traces profondes du passage de la fièvre pernicieuse.

Jamais, si ce n'est en décembre 1847, symptômes
aussi graves, aussi terribles n'avaient été observés à
Salses; et cependant, après le traitement qui leur
fut opposé, après l'essai que je venais de tenter pour
les combattre, les convalescences ont été promptes,
complètes. Les organes malades, le cerveau lui-même
n'ont gardé aucun ressentiment des secousses qu'ils
avaient éprouvées; la mortalité a été nulle.

Quel est le praticien qui, en face de si beaux résultats, ne sera convaincu comme moi, que c'est
uniquement à l'éther qu'il faut les attribuer?

L'éther, administré d'une manière nouvelle, venait de rendre à l'humanité un immense service :
l'absorption instantanée, l'activité si rapide, l'inno-
cuité et la puissance de cet agent, pour ainsi dire
inconnu, me paraissaient devoir fixer l'attention de
mes confrères. J'allais rendre publics ces premiers
essais, tout imparfaits qu'ils sont, lorsque encouragé
par les succès, déjà obtenus à l'aide d'un médicament, dont l'usage facile favorisait les expériences
et me permettait de les multiplier, je voulus appli-
quer son action à d'autres maladies, et pousser plus
loin mes observations. Ces nouveaux essais m'amènent
aujourd'hui à présenter à l'Académie des résultats
nouveaux et plus importants peut-être que je n'a-
vais osé l'espérer. L'observation suivante pourra me
fournir tout naturellement l'occasion d'énoncer quel
est l'enchaînement d'idées qui m'a déterminé à pour-
suivre ces expériences.

Un jeune homme âgé de 30 ans avait deux fois

été atteint par l'épidémie; deux fois le traitement avait triomphé d'une rémittence pneumonique avec vomissement de sang. Tout à coup, une deuxième rechute a lieu le 5 janvier; la toux est suffocante, le pouls presque nul, un froid glacial s'empare de tout le corps, le malade conserve encore sa connaissance, mais à huit heures du soir, on attend la fin de son agonie, car rien ne réussit à provoquer la réaction. A bout de moyens, (le quinquina ne produisant aucun effet avait été suspendu), un lavement avec l'éther *pur* à la dose de 20 grammes est administré; dix minutes après, la toux se calme, la chaleur reparaît d'abord à la face, puis à la poitrine et à l'abdomen; tout le corps reprend bientôt sa chaleur naturelle; à dix heures, la toux n'existe plus; la respiration devient tout à fait normale. A onze heures du soir, le retour de la toux, moins convulsive cependant, exige un nouveau lavement d'éther toujours pur à la dose de 15 grammes, et la toux disparaît pour ne plus revenir. Le 6, à neuf heures du matin, et à trois heures de l'après-midi, on administre un troisième et quatrième lavement avec dix grammes d'éther; peu d'instants après, le malade éprouve le besoin de manger, et le 7, il désire si vivement des aliments qu'ils lui sont accordés avec prudence. Depuis lors, aucun accident n'a reparu.

Cette fois, l'éther n'est plus un médicament secondaire; par une action qui lui est propre, il attaque directement une affection toute particulière, et détruit une toux nerveuse qui allait devenir mortelle. Ce fait inattendu fit naître en moi de nouvelles pensées, et je résolus d'étendre, par d'autres expériences, l'application de l'éther. Je tentai, pour la

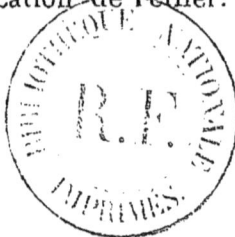

première fois, un essai contre les affections rhumatismales, et le résultat dépassa mes espérances.

A Salses, une jeune fille de 14 ans était retenue
dans son lit depuis plus de 20 jours par un rhumatisme articulaire; deux lavements éthérés réussirent
le jour même à calmer les douleurs.

A Perpignan, je suivis avec un vif intérêt et une
attention scrupuleuse l'action de l'éther, sur une
jeune fille de 18 ans, d'un tempérament délicat et
très irritable. Cette enfant, habituellement malade,
avait été plusieurs fois atteinte de douleurs rhumatismales articulaires qui avaient duré au moins 40
jours, et qui, ordinairement, étaient aggravées par
des palpitations douloureuses du cœur.

Alitée depuis quatorze jours, elle était dévorée
par la fièvre et une soif ardente; une continuelle in-
somnie rendait plus intolérables encore les palpitations violentes du cœur, et les douleurs avec engorgement qui s'étaient emparé des articulations du
poignet, du genou et du pied. J'ordonnai un lavement avec quatre grammes d'éther; il fut pris et
rejeté presque à l'instant, mais cependant les douleurs se calmèrent assez pour lui permettre trois
heures de sommeil. Le lendemain un autre lavement
avec huit grammes d'éther, provoqua des phénomènes très curieux que la jeune fille me raconta, et je
reproduis fidèlement, et pour ainsi dire, sous sa
dictée, les sensations qu'elle me dit avoir éprouvées.

A peine l'éther fut-il introduit, que l'air expiré
se chargea immédiatement de vapeurs éthérées [1]

---

[1] Cette instantanéité de l'absorption de l'éther est constante; et souvent,
pendant plusieurs jours, la respiration conserve une odeur éthérée très
appréciable.

La malade ressentit une douce moiteur, et comme une vapeur chaude qui glissa sur tous ses membres, s'arrêta sur les articulations malades, et peu d'instants après, se dirigea vers le cerveau. Elle en compara alors les effets à ceux de la vapeur du charbon; elle disait qu'elle croyait comprendre, d'après ce qu'on lui avait raconté, combien il pouvait être doux de s'enivrer. La fièvre disparut, les douleurs du cœur et des articulations cessèrent, elle s'endormit vers les dix heures du soir, et ne se réveilla que le lendemain heureuse et souriante. Depuis lors, les douleurs n'ont point reparu et l'engorgement des articulations diminua très rapidement.

Quelques jours après, j'ai eu l'occasion de voir M. Remy, habile violoniste, de passage à Perpignan, atteint d'un engorgement rhumatismal très considérable avec douleur et rougeur à l'articulation du poignet droit. N'ayant pu le revoir pour constater l'effet d'un lavement avec l'éther, il m'écrivit le surlendemain la lettre suivante : «Si j'avais osé «sortir, je me serais empressé d'aller vous voir, et «vous témoigner toute ma reconnaissance; votre «remède a produit un effet merveilleux. Voici la «quatorzième fois que j'ai le rhumatisme, jamais «aucun médecin, jusqu'à ce jour, n'avait pu réussir «à me guérir aussi promptement. »

Depuis, j'ai réitéré mes essais sur d'autres malades atteints d'affections rhumatismales, de douleurs précordiales, gastralgiques et enteralgiques; toujours un soulagement presque instantané est venu répondre à mon attente.

J'ai donc naturellement acquis la conviction que l'emploi de l'éther, administré comme je l'ai indiqué, sera pour l'avenir de la plus grande utilité. La médecine pourra trouver, dans la propriété sédative et anesthésiante de l'éther, un nouveau et puissant moyen d'action, sinon pour guérir, du moins pour soulager toutes les affections dont la douleur est le symptôme dominant, toutes les maladies qui, directement et indirectement, se rattachent aux lésions du système nerveux. L'éther pourra combattre avec avantage les accidents traumatiques et quelques maladies de l'enfance devant lesquels la médecine est trop souvent incertaine et impuissante; peut-être même, pourra-t-il être d'une utile intervention contre les affections organiques chroniques, en parvenant à suspendre certaines complications qui en augmentent la gravité. [1] Ne pourrait-on pas aussi l'essayer contre le choléra? M. Flourens, cherchant à poser la théorie physiologique de l'éthérisation, a remarqué que les vapeurs d'éther, absorbées et entraînées par le torrent circulatoire, agissent d'abord sur le cerveau, puis sur le cervelet et enfin sur la moëlle épinière. Il semble que l'absorption de l'éther en lavement agit d'une manière différente, que son action se porte plus directement sur la moëlle épinière.

Le professeur Gerdy, expérimentant sur lui-même l'inhalation, éprouva d'abord un engourdissement général, une chaleur à la tête, comme si des vapeurs enivrantes lui montaient au cerveau; cet engourdissement gagna bientôt les membres inférieurs, s'ac-

[1] Un zouave venant d'Afrique, avec la dissenterie, qu'il conservait depuis plus de six mois, fut obligé de s'arrêter à Salses à cause de la rigueur du temps et du mauvais état de sa santé. M. Lanes essaya de calmer les douleurs de ce malheureux, et lui ordonna deux lavements éthérés: le premier réduisit à deux le nombre des selles qu'il poussait dans la journée; le deuxième les supprima pendant vingt-quatre heures. L'expérience n'a pu être continuée.

compagnant d'une sensation de chaleur agréable. La jeune fille dont j'ai parlé éprouva les mêmes sensations, mais en sens inverse.

Il y a peut-être dans ce fait que je signale aux physiologistes, le sujet de nouvelles expériences, même pour arriver à l'extinction de la sensibilité. Je dois dire cependant que je n'ai observé que chez un malade la perte de la sensibilité.

M. Velpeau a dit : «L'éther, cette découverte «américaine, me paraît une grande chose, et la «chirurgie en tirera peut-être d'immenses avantages.»

Cette prédiction toute hardie qu'elle paraissait alors, serait aujourd'hui une assertion bien timide. Des faits décisifs et répétés tous les jours dans le monde entier, sont venus changer cette prédiction en une bienfaisante réalité. Et si j'avouais ma pensée tout entière, je dirais que l'éther sera peut-être plus utile encore à la médecine; que ses propriétés mieux étudiées, mieux connues, en feront un de ses agents thérapeutiques les plus précieux.

Les faits acquis sont pour moi des vérités démontrées; je ne sais si l'avenir détruira ou justifiera mes espérances; je soumets avec confiance à l'Académie ce mémoire que des préoccupations de tous les jours m'ont empêché de rendre plus digne d'elle. Si elle veut bien y trouver quelque intérêt, si elle daigne l'accueillir favorablement, j'ose croire que les observateurs ne manqueront pas. Ils répéteront mes expériences; ils en détermineront le degré d'utilité pratique, et alors je m'estimerai heureux d'être arrivé au but vers lequel j'ai dirigé tous mes travaux, et que, malgré mes désirs et mes efforts, je craignais de ne pouvoir atteindre

Depuis que cette notice est faite, c'est-à-dire depuis le mois de décembre 1847, de nouvelles observations sont venues confirmer les premières. Je ne doute pas que, dans beaucoup de circonstances, on ne doive attribuer à la manière d'employer l'éther les causes d'un succès douteux, d'un insuccès radical, et souvent de l'invincible résistance qu'opposent les femmes à se soumettre une seconde fois à l'administration de cet agent. Il m'est facile de justifier mon opinion, par l'insuffisance des doses, par le peu de persévérance des malades, dans l'emploi d'un moyen ordonné par le médecin, qui, bien différent des empiriques de profession, se garde bien de promettre une guérison prochaine et assurée, et enfin par l'action directe et douloureuse de l'éther sur le vagin, si l'on ne prend les précautions indispensables pour l'en garantir. Comme il m'a déjà été permis de constater la réalité de quelques-unes de mes prévisions, je persiste à croire que la facilité de ce mode d'emploi de l'éther peut rendre et rendra de grands services à la médecine.

J'ai eu plusieurs fois l'occasion de l'employer pour combattre avec succès les douleurs traumatiques, soit après des accidents graves, soit après les grandes opérations chirurgicales. Des gastralgies, des entéralgies, des céphalalgies, que les révulsifs, les antiphlogistiques et tous les moyens habituellement ordonnés avaient trouvé rebelles, ont cédé rapidement, et quelquefois instantanément à l'action sédative de l'éther.

A Salses, M. Lanes, dans le courant du mois d'août 1848, n'a pas hésité, chez un très grand nombre de malades, d'attaquer avec l'éther les symptômes pernicieux qui se sont produits au début des accès de fièvre; il a obtenu les mêmes résultats que pendant le mois de décembre 1847 ; il a même observé que plusieurs fois l'éther, agissant comme spécifique, avait supprimé des accès contre lesquels le quinquina avait été impuissant.

Les évènements politiques qui, depuis six mois, ont agité le monde, et qui ont, pour ainsi dire, fait sommeiller la science, ne m'ont pas permis, dans le cercle de ma pratique, de suivre et de multiplier les observations. Mais je ne doute pas que, convenablement et énergiquement employé, sans crainte aucune, l'éther ne produise des effets inespérés ; je ne doute pas qu'il ne puisse devenir peut-être contre un fléau qui menace de nouveau d'envahir l'Europe, contre le choléra, un puissant moyen de guérison. Le médecin consentira facilement à faire usage d'un agent qu'il peut repousser dans sa pratique habituelle, et l'administrer à des doses même exagérées, lorsque l'imminence du danger ne lui permettra plus l'hésitation.

Du reste, quels que soient les résultats à obtenir, je peux dire hautement que je n'attache de valeur à mes observations, que tout autant qu'elles pourront être utiles à l'humanité.

www.ingramcontent.com/pod-product-compliance
Lightning Source LLC
Chambersburg PA
CBHW070210200326
41520CB00018B/5576